SUR

LES PSYCHOSES

CHEZ LES JUIFS D'ALGÉRIE

PAR

Victor TRENGA

DOCTEUR EN MÉDECINE

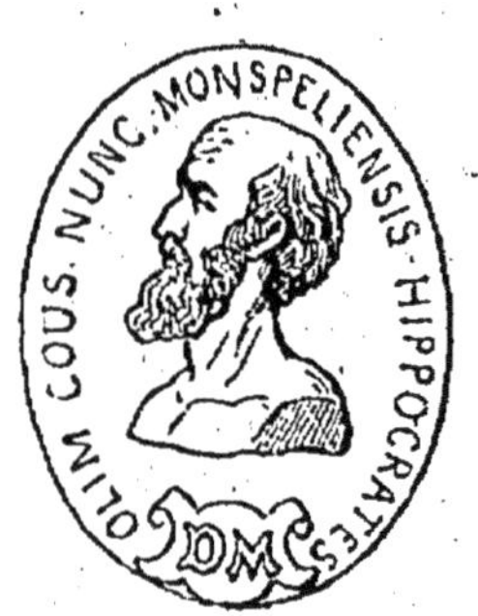

MONTPELLIER

IMPRIMERIE DELORD-BOEHM ET MARTIAL

ÉDITEURS DU NOUVEAU MONTPELLIER MÉDICAL

1902

SUR

LES PSYCHOSES

CHEZ LES JUIFS D'ALGÉRIE

PAR

Victor TRENGA

DOCTEUR EN MÉDECINE

MONTPELLIER
IMPRIMERIE DELORD-BOEHM ET MARTIAL
ÉDITEURS DU NOUVEAU MONTPELLIER MÉDICAL

1902

A MON PÈRE, A MA MÈRE

A MON ONCLE ERNEST DUC

A MA TANTE LAURE DUC

A MA FIANCÉE

AUX MIENS ET A MES AMIS

V. TRENGA.

A MON PRÉSIDENT DE THÈSE

MONSIEUR LE PROFESSEUR MAIRET

DOYEN DE LA FACULTÉ DE MÉDECINE DE MONTPELLIER

CHEVALIER DE LA LÉGION D'HONNEUR

A MES MAITRES

DE LA FACULTÉ DE MÉDECINE DE MONTPELLIER

V. TRENGA.

A MES MAITRES

DE L'ÉCOLE DE MÉDECINE D'ALGER
ET DE L'HOPITAL DE MUSTAPHA

A MON MAITRE M. LE PROFESSEUR COCHEZ

Hommage de vive reconnaissance.

A MON MAITRE M. LE PROFESSEUR MOREAU

Hommage de profonde et de respectueuse sympathie.

V. TRENGA.

A mon père, à ma mère, qui m'ont toujours prodigué une affection sans bornes.

A mon oncle Ernest DUC, à ma tante Laure DUC, qui, chargés de mon éducation, y ont toujours veillé avec sollicitude, et ont eu le tact de concilier les principes de la vie de famille avec la plus grande liberté.

A tous mes parents, à tous mes amis, à tous ceux qui m'ont témoigné de l'affection, de la sympathie, de l'estime, de l'intérêt, je dédie ce faible hommage de ma reconnaissance.

Que M. le Professeur MAIRET, Doyen de la Faculté de Médecine de Montpellier, veuille bien agréer mes plus respectueux remercîments pour l'honneur qu'il m'a fait en acceptant la présidence de cette thèse.

V. TRENGA.

INTRODUCTION

Il est une notion classique de pathologie générale : c'est le fait d'aptitudes morbides propres à la race. Pour n'être encore qu'un fait purement clinique, il n'en est pas moins curieux à noter. Ainsi, dans l'étiologie de certaines maladies, la notion de race est souvent considérée comme un facteur important.

Il nous sembla intéressant de rechercher si la race juive, comme nous l'apprennent certains auteurs, est réellement prédisposée aux affections relevant de la grande diathèse neuro-arthritique, et, en particulier, si les juifs sont, à un plus haut degré que les individus d'autres races, prédisposés aux psychoses.

Notre étude offre cette particularité, qu'elle a porté exclusivement sur les juifs acclimatés en Algérie, et plus spécialement sur les juifs appartenant à la communauté d'Alger.

Cette étude, basée sur des faits cliniques, observés pour la plupart à l'Hôpital Civil de Mustapha, nous a conduit à deux ordres de constatations : les unes, relatives à la fréquence des psychoses chez la population juive d'Alger ; les autres relatives aux formes de psychoses les plus fréquemment observées.

Une deuxième partie de cette étude est consacrée aux relations manifestes qui existent entre les psychoses d'une part et, d'autre part, l'intoxication alcoolique, la syphilis, la tuberculose, le neuro arthritisme, chez les juifs d'Algérie. Cette étude tend à montrer que ces diverses causes pathogènes provoquent ou aggravent, chez les juifs, leurs aptitudes aux psychoses.

SUR LES PSYCHOSES

CHEZ LES JUIFS D'ALGÉRIE

PREMIÈRE PARTIE

Sur la fréquence et les formes des psychoses chez les Juifs d'Algérie

Si l'on veut baser sur des statistiques rigoureuses et précises la notion de la fréquence des psychoses chez les juifs d'Algérie, on se heurte à de grosses difficultés. La répugnance qu'éprouvent les juifs à envoyer leurs malades à l'hôpital, fait d'abord qu'un trop petit nombre de juifs figurent dans les statistiques hospitalières. Les résultats généraux sont ainsi faussés. D'autre part, tous les cas traités dans les maisons de santé particulières, — et ce ne sont pas les moins nombreux — échappent également à notre statistique.

Alors que les malades européens, mis en observation mentale à l'hôpital, sont pris indifféremment dans toutes les classes de la société, les malades juifs n'appartiennent, pour la plupart, qu'à la classe pauvre.

Cependant, comparée à celle des malades européens mis en observation et rapportée au chiffre de la population, la proportion d'aliénés juifs se trouve la plus forte. Cela tient certainement à ce fait, que la population juive fournit beaucoup plus d'aliénés que la population européenne. S'il était possible de dresser une statistique complète de tous les cas d'aliénation mentale existant dans la population totale d'Alger, par exemple, il est incontestable que la proportion la plus forte d'aliénés serait du côté de la population juive.

Ainsi, une statistique rigoureuse, pour les années 1898, 1899, 1900 et 1901, ne visant que les individus habitant Alger depuis un certain nombre d'années, ne comprenant ni les français nés en France, ni les étrangers de diverses nationalités, n'habitant qu'accidentellement Alger, et permettant ainsi de comparer des individus vivant — autant qu'il est possible — dans les mêmes conditions de milieu, de climat : français nés à Alger ou en Algérie de parents français ; — espagnols, italiens et juifs nés à Alger ou en Algérie, — donne les chiffres suivants :

ALIÉNÉS HABITANT ALGER	1898	1899	1900	1901	TOTAL	Chiffre de la population par nationalité Recensement de 1901	Proportion rapportée à 1000 hab
A. Français nés à Alger ou en Algérie de parents français .	11	10	13	11	44	24.436	1,8
B. Espagnols....... .	9	10	10	12	41	16.996	2,4
C. Italiens..........	3	7	4	6	20	7.829	2 52
D { Juifs nés à Alger..	5	9	6	7	27	11.846	3,04
D { Juifs nés en Algérie	1	2	3	3	9		

Les Juifs d'Alger fournissent par conséquent une proportion bien plus forte d'aliénés à l'observation hospitalière, que les Européens d'Alger. Une constatation positive vient confirmer cette hypothèse, que les juifs, de par leur héritage psychique, de par leurs mœurs, doivent fournir à l'aliénation mentale un contingent notable.

Ce fait que les Juifs paient un lourd tribut aux diverses formes de l'aliénation mentale est appuyé par l'autorité d'un grand nombre d'auteurs, la plupart étrangers. Le docteur Pilcz, de Vienne, dans une étude qu'il consacre aux psychoses chez les Juifs, passe en revue les auteurs qui se sont occupés de l'aliénation mentale chez les Juifs :

Schüle (*Lehrbuch der Psychiatrie*, 1878, p. 217) dit : « que selon les confessions, les juifs semblent fournir le plus d'aliénés en proportion de la population.

Kraepelin (*Lehrbuch der Psychiatrie*, 1896, p. 81, Leipzig) fait observer que les juifs sont disposés aux maladies mentales et nerveuses à un degré considérablement plus élevé que les Germains, au moins en Allemagne ; peut-être la prédilection des juifs pour les mariages consanguins y joue quelque rôle.

De même, Kuchhoff (*Lehrbuch der Psychiatrie*, 1892, p. 34) et Krafft Ebing (*Lehrbuch der Psychiatrie*, 1888, Stuttgard, p. 157) voient dans les mariages entre consanguins un grave facteur étiologique de ce que l'aliénation mentale se rencontre relativement en grande quantité chez les juifs.

Hirschl (*Jahrbücher f. Psychiatrie*, t. XIV, p. 889) note 40 juifs parmi 200 paralytiques, c'est-à-dire 20 pour 100. 7 d'entre eux étaient des héréditaires.

Beadles (*The journal of mental science*, 1900, p. 731) trouve une grande et anormale prédominance de la paralysie générale chez les juifs.

Savage (*Ibid.*, *Annual meeting of the med. psych. Association*, 1900, Londres) trouve chez les juifs aliénés, la « *moral depravity* » très fréquente et même hors de proportion.

Mickle (*Ibid.*) observe une proportion pour 100 très grande pour la folie périodique.

Schuttleworth (*Ibid.*) et Fletcher Beach (*Ibid.*) notent que, parmi les enfants arriérés et idiots, il y a peu de juifs, mais que ceux-ci sont neuropathiques à un haut degré.

Pilcz lui-même conclut, de statistiques et d'observations personnelles, à la fréquence plus grande de l'aliénation mentale chez les juifs, comparativement à l'aliénation mentale chez les individus d'autres races.

Pour nous, il résulte également de nos observations cliniques et d'une statistique, portant sur un petit nombre de cas, il est vrai, mais rigoureuse, que les juifs d'Alger paraissent frappés par l'aliénation mentale dans une proportion sensiblement plus élevée que les Européens d'Alger.

Mais ces résultats ne sont que numériques. Il semblait intéressant de rechercher si les juifs réagissent d'une façon spéciale, spécifique si l'on peut dire, dans les diverses formes de psychoses.

C'est ici que la notion de race paraissait importante. Aucun autre groupement d'individus — du moins dans notre monde civilisé où des éléments ethniques divers se sont mutuellement pénétrés de façon étroite — ne semble mériter, à un plus juste titre que les juifs disséminés sur toute la terre, l'étiquette de race.

Or, si la race juive a, dans la suite des temps, conservé aussi nettement des caractères qui la font différer profondément de toute autre race, elle doit certainement cette particularité, moins à l'intégrité d'un type anthropologique unique et invariable qu'à sa constante fidélité à des mœurs toutes particulières qui l'ont mise, au milieu des peuples, dans des conditions exceptionnelles d'isolement.

Il faut ici faire une large part aux mœurs, à l'éducation. Il existe un héritage psychique morbide de la race. Ce sont ces caractères héréditaires de race qui, dans une certaine mesure, nous rendront compte, non seulement de la fréquence des psychoses chez les juifs, mais encore et surtout des formes de ces psychoses.

Notre étude concerne presque exclusivement des juifs de la communauté d'Alger, nés à Alger, habitant Alger. Or la population juive actuelle d'Alger (en comprenant les juifs habitant le faubourg de Mustapha, et le petit village de Saint-Eugène, situé à deux kilomètres d'Alger), — qui compte, d'après le dernier recensement de 1901, 11,846 âmes, est issue, en majeure partie, des deux communautés primitives d'Alger.

D'abord la communauté que constituèrent les juifs de Majorque, chassés de cette île en l'année 1287 par Alphonse d'Aragon. Ces juifs étaient désignés jadis sous le nom de Chekliines, ou porteurs de turbans.

Plus tard, en 1391, et surtout en 1492, les émigrés des diverses villes d'Espagne, de Castille, d'Aragon et du Portugal, expulsés de la péninsule ibérique sur l'ordre de Ferdinand et d'Isabelle la Catholique, formèrent, à Alger, la communauté espagnole. Leurs coreligionnaires déjà établis dans le pays les baptisèrent du surnom de Kipouçiines, porteurs de bérets, ou de capuces.

A ces deux communautés, distinctes d'abord, au point que leurs membres ne contractaient pas de mariages en dehors de leur communauté respective, — mais qui ne tardèrent pas cependant à se fondre intimement l'une dans l'autre, vinrent s'adjoindre, à différentes époques, les émigrés des communautés voisines, d'Oran, de Tlemcen, de Mascara, et des villes marocaines de Fez, Tetuan. Ces juifs étaient pour la plupart originaires d'Espagne, de Gibraltar, du Portugal.

Enfin, à une époque plus rapprochée de la nôtre, à partir de l'année 1540, qui ouvre l'ère des persécutions générales des juifs en Italie, un grand nombre de juifs originaires de ce pays, de la ville de Livourne, en particulier, arrivèrent à Alger, où ils acquirent d'abord sur leurs coreligionnaires d'origine espagnole une prépondérance que leur assuraient leurs richesses, leur entente des affaires, et un degré de civilisation plus avancé.

Cependant, l'élément indigène, déjà constitué, absorba complètement ces nouveaux venus, comme il absorba les quelques juifs des autres parties de l'Europe qui vinrent se fixer en Afrique, juifs d'origine alsacienne ou allemande, juifs des villes du midi de la France.

L'élément dominant fut fourni par les juifs d'Espagne. La communauté d'Alger a toujours brillé d'un vif éclat, grâce à ses rabbins, la plupart d'origine espagnole. Un grand nombre de noms d'origine manifestement espagnole, l'usage presque exclusif de la langue espagnole conservé, maintenant encore, chez les juifs de quelques villes d'Algérie, enfin les ressemblances frappantes de certains types juifs avec des types espagnols, sont maintenant encore les indices certains de la marque profonde imprimée à la majeure partie des juifs acclimatés en Afrique, par un long séjour en Espagne.

Malgré de profondes haines, la race juive et la race espagnole se sont mutuellement pénétrées ; en face des Marranes, juifs convertis en masse au catholicisme, et qui durent apporter à la race espagnole une part de sang juif, on peut opposer de nombreux cas d'espagnols embrassant la loi de Moïse.

En dehors de la religion, des unions légitimes ou illégitimes durent aussi contribuer à mêler le sang de ces deux races.

Mais les juifs, transplantés violemment dans un nouveau milieu, s'y adaptèrent promptement d'une façon complète.

C'est qu'ils trouvèrent, dans l'Afrique du Nord, mieux encore qu'en Espagne, des conditions d'adaptation favorables.

Une communauté d'origine, les rapprochait des Arabes; dans la plus large mesure, malgré l'abîme profond creusé par les haines farouches de religion, les juifs adoptèrent la langue des Arabes, une partie de leurs mœurs.

C'est qu'un génie commun anime ces deux races, issues d'une souche commune. Souvent on comprend mieux certains traits du caractère juif, quand on les rapproche de traits semblables du caractère arabe.

Les conditions spéciales dans lesquelles se trouvèrent dès lors les juifs d'Afrique, les tinrent complètement éloignés du mouvement politique et social qui finit par modifier lentement leurs coreligionnaires, dans certains pays d'Europe, en France particulièrement. Aussi, à notre époque, les juifs d'Algérie ne sont pas encore émancipés dans une mesure aussi large que beaucoup de leurs frères d'Europe, et sur beaucoup de points, un juif d'Alger ressemble bien plus à un Arabe d'Alger qu'à un juif de Paris ou de Berlin.

Mais les Arabes n'ont pas l'héritage psychique commun à tous les juifs. Si Arabes et juifs, comme descendants de la grande souche sémitique, peuvent être rapprochés au point de vue de caractères communs très anciens, leur destinée historique a été tellement différente qu'elle a amené, entre les deux races, des divergences profondes.

Un défaut d'équilibre manifeste des facultés intellectuelles et morales caractérise un grand nombre de juifs d'Algérie, et permet déjà de les considérer comme des héréditaires dégénérés, alors même que, par impossible, aucun d'eux ne présenterait de manifestation nette d'aliénation mentale.

La race juive, en effet, paraît tellement, par atavisme et par éducation, accoutumée à une exaltation de tous les instants, qu'elle a fini par confondre la vivacité, la puissance des passions et leur déséquilibre.

Beaucoup de juifs sont ainsi durant leur existence, et sans être réellement fous, en puissance de folie.

En effet, chez les juifs, dès la plus haute antiquité ; l'imprécation, l'injure, la malédiction le blasphème, toutes les manifestations violentes d'une pensée exaltée, ont tenu la plus grande place dans l'expression des sentiments

Or il est curieux de constater, maintenant encore, combien le juif, en apparence le plus calme, se laisse souvent aller à la plus bruyante colère. A la suite d'une discussion futile, au fond de sa boutique, dans la rue même, sans souci d'un respect humain misérable, il éclate.

Ainsi, chez les juifs, l'exubérance de la parole et des gestes est frappante. Certes, les peuples du Midi manifestent leurs sentiments avec une puissance, un touffu inconnus aux races du Nord.

Mais il semble bien que chez les juifs cette violence incohérente des mouvements de l'âme revête un caractère particulier. Ainsi, pour ce qui est des injures, il est certain que les juifs attribuent à la formule d'insulte une sorte de puissance magique.

Maudire la religion, la famille, selon une formule traditionnelle, est une chose particulièrement grave à leurs yeux comme aux yeux des musulmans, du reste. Les juifs sont persuadés que ces mots, consacrés, prononcés avec force et conviction, iront frapper au cœur l'ennemi, acérés comme une pointe empoisonnée.

Une des caractéristiques les plus frappantes du génie juif, c'est la malédiction religieuse, l'antique hérem, devenu, dans le christianisme, cette arme terrible pour les fidèles : l'excommunication. Pour les juifs encore, un homme qu'on maudit est un homme qu'on tue bien plus sûrement qu'avec l'épée. Extirper une âme d'Israël, telle est la formule forte et sauvage, qui exprime cette pensée qu'un homme maudit est retranché, de ce fait, du reste des hommes.

Ainsi le rituel juif est plein de malédictions liturgiques contre tous les ennemis d'Israël.

L'expression de la douleur, physique ou morale, paraît également présenter, chez les juifs, une physionomie particulière, dictée par la tradition de la race.

Comme ils sont bien les descendants de ceux qui, pour manifester leur deuil, revêtaient le sâq sordide, répandaient sur leur tête la poussière des chemins, se tailladaient cruellement tout le corps, — ces juifs qui, maintenant encore, à l'occasion de la moindre peine, se répandent en lamentations infinies, se roulent par terre, se frappent la poitrine. Ici les larmes, qui nous paraissent une manifestation normale de la douleur, ne suffisent pas : les larmes ne sont point bruyantes, et la douleur muette ne convient pas. On entretient, autour de l'événement malheureux, une excitation factice, une atmosphère de hurlements, de cris. Seules les vocifératrices de la Corse, héritières des pleureuses antiques, peuvent être comparées à ces femmes juives qui hululent autour du mort, en faisant mine de s'arracher les joues avec leurs ongles [1].

Souvent quand, dans une famille, un malade est gravement atteint, tous les parents, serrés l'un contre l'autre, s'approchent du lit et se communiquent, à haute voix, une sorte de courage artificiel.

Partout se rencontre le goût de la race juive pour l'outré, le théâtral. Beaucoup de juifs ont ainsi, par atavisme, une

[1] Il y a, chez les Juifs, des pleureuses de profession. A de certains jours, les femmes juives vont au cimetière pleurer et s'arracher les joues et les cheveux, sur les tombes. C'est un spectacle que l'on va voir par curiosité.

âme d'artiste ; mais ils apportent rarement, dans l'expression de leurs sentiments, cette délicatesse et cette sérénité qui fait le charme des œuvres calmes comme en a produit le génie grec, par exemple.

Dans un autre ordre d'idées, pour le juif d'Algérie encore, — plus que pour beaucoup d'autres juifs qui, lentement, s'assimilèrent la mentalité de races différentes de la leur, — l'antique Loi, la Thora, est la synthèse de la vie juive, et en même temps, le seul modèle de la vie. Pour lui, encore, la religion englobe strictement tous les actes de la vie: hygiène, mœurs familiales et sociales, droit civil, droit pénal, droit administratif.

Le docteur de la Loi, le rabbin, est encore pour lui le juge souverain de toute cause, l'arbitre des affaires civiles, des affaires criminelles et des causes casuistiques à la fois ; il est la pierre angulaire du système social juif.

Par une discipline séculaire, le juif est arrivé à s'abstenir d'agir, de penser, de savoir en dehors ce qu'ordonne de faire, de croire la Loi souveraine. Une tendance à exprimer la pensée d'une façon impersonnelle et dogmatique, une renonciation de l imagination individuelle au profit de l'imagination de toute une race, est un des caractères les plus profonds de l'âme sémite.

Dans toute son histoire, le juif a porté cette marque frappante : le sentiment de l'individualité s'effaçant au profit du sentiment aigu de la race. En face des événements quels qu'ils soient, le juif ne se sent pas homme, il se sent avant tout juif.

Le juif fait cause commune avec sa race. Aussi, comme la place de sa race dans la société, le moi d'un juif est incertain et mouvant, image exacte et touchante de l'histoire de sa race, perpétuellement ballottée à travers les âges.

Les vieilles tendances ataviques, les acquisitions psychiques de la race dans la suite des siècles, enfin les efforts nouveaux pour s'assimiler des choses inconnues, tout cela se choque et s'entremêle, se marie d'une façon bizarre et particulière dans l'âme du juif, et traduit souvent, dans ses moindres actes, un déséquilibre mental bien curieux.

La race juive offre ce phénomène, peut-être unique dans l'histoire, d'une race qui, plus que nulle autre race, eut la conscience, le souci de sa valeur, de sa personnalité, qui l'a exaltée au plus haut point, et qui d'autre part, plus que nulle autre race, a toujours été contrainte à l'humilité, à la déchéance morale la plus grande.

Il en est résulté, pour le juif, un état psychique bien spécial. Tout a contribué, dans son histoire, à altérer sa personnalité ; tout a contribué à rendre le juif, à la fin, incapable de réagir fortement contre les incitations du dehors.

De cette lutte éternelle entre deux sentiments aussi forts, l'orgueil et la honte, est née l'âme juive, faible et chancelante pour avoir trop lutté.

C'est que, de l'année 1287, où Alphonse d Aragon chasse les juifs de l'île Majorque, jusqu'en l'année 1902, où l on parle encore, à Alger même, de bateaux à soupapes pour noyer tous les juifs, l'histoire de cette race malheureuse n'est en somme qu'une suite interminable de misères plus ou moins cruelles.

Délivrés par la fuite et l exil de leurs persécuteurs espagnols, les juifs mènent, en Afrique, une existence qui devait d'abord leur paraître relativement heureuse et calme, au milieu d'une race qui leur ressemblait par tant de points. Mais il est dans la destinée des juifs de n'être jamais en repos.

Employer toute son activité à amasser des richesses, puis s'en voir cruellement dépouillé; être chassé ou mis à mort honteusement, ainsi se résume le sort d'un juif riche sous la domination des Arabes et des Turcs.

Dans les périodes de calme, des vexations, des humiliations de tous les instants. Comme partout où il a séjourné, le juif est isolé du reste de la population, parqué en un quartier à part, soumis, pour les plus minces actes de l'existence, à des exceptions pénibles ou cruelles.

Pour les pauvres, les gens du peuple, ils sont entraînés chaque fois par le malheur et la ruine des riches. Les outrages qu'on leur prodigue sont les pires ; avec eux, en effet, il est inutile de garder le moindre ménagement. Le juif de la classe pauvre vit constamment avec cette idée fixe, absorbante, que, le jour même, selon le bon plaisir du musulman son maître, il va être violemment arraché de sa demeure, traîné dans la rue, lapidé, égorgé.

Tout cela, sans préjudice des soufflets, des crachats, des viles injures qui pleuvent sur lui, à toute occasion. Le bon musulman qui rencontre, dans la rue, un « youdi », un chien, fils de chien, grimpe sur ses épaules, se sert de lui comme monture, le frappe et rit.

Le fatalisme des sémites est vraiment extraordinaire. Il semble qu'une résignation à toute épreuve ait façonné l'âme d'Israël, et que le juif possède le secret d'espérer contre toute espérance. On dirait qu'il est incapable de se révolter contre Iahvé qu'il a fait, par définition, Dieu juste et vengeur. Devant l'éclatante injustice des choses, il se contente de plier la tête et de gémir, en attendant le Messie, Sauveur des hommes.

Le pauvre, surtout, est d'une passivité admirable, digne d'un meilleur sort, en vérité. La timidité, la crainte, un renoncement à tout respect humain, voilà l'héritage misérable de tant de siècles de douleur et de honte. Le sens de la personnalité, ce sentiment qui, le premier, gouverne l'homme dans tous les actes de sa vie, l'idée du libre-arbitre, sont comme anéantis dans la conscience du juif.

Aussi, dans mille occasions, le juif, riche ou pauvre, est craintif, timide, incertain. Les clients juifs qui ont un malade gravement atteint perdent la tête. Ils appellent un second médecin, pour contrôler le premier, puis, par crainte ou orgueil, finissent par en appeler trois, quatre. Les juifs, de l'aveu de nombreux médecins traitants, sont les malades les plus difficiles à soigner, exigeant des explications multiples, hésitant toujours. A l'hôpital, plus que tout autre malade, le malade juif est comme sidéré par la présence du médecin; pressé de questions, il pâlit, bégaie, s'embrouille; souvent on ne peut lui tirer une parole.

Mais, par un contraste curieux, le juif est aussi rétif, il a souvent la nuque raide, selon l'expression biblique. Ainsi, l'on est surpris, en feuilletant les registres d'hôpital, de voir le grand nombre de juifs renvoyés par les chefs de service pour insolence, indiscipline, refus de se faire soigner comme les autres malades. Ces fauteurs de troubles, ces éternels plaignants qui trouvent la soupe exécrable et prennent les médecins pour des tortionnaires, ce sont de pauvres savetiers, de petits camelots, menant au dehors une vie fort dure. Ils semblent ainsi vouloir se persuader et persuader aux autres, dans les plus petites choses, qu'ils ne sont plus, qu'ils ne veulent plus être les ilotes, les parias de jadis.

Ainsi, cette idée de la personnalité, enfin délivrée de toute contrainte, mène souvent les juifs de toutes les classes, riches et pauvres, à des écarts pénibles, où se montre vivement un déséquilibre mental manifeste. C'est justement cet orgueil morbide, cette explosion exagérée du moi, qui, par un malentendu, bien loin de se dissiper, choque souvent ceux qui vivent en contact avec les juifs, les exaspère, les pousse quelquefois à des rigueurs injustes ou excessives.

Par l'exagération outrée de leurs paroles de leurs actes, les juifs veulent se bien prouver qu'ils possèdent un moi solide et énergique. que rien ne fera plier. Il semble qu'on assiste à une brusque détente de l'âme d'Israël, trop longtemps opprimée, trop longtemps repliée en elle-même.

Le juif a tellement souffert, dans la suite des temps, que, même, au milieu d'une existence calme, il se sent persécuté au sujet des moindres actes de la vie. Une expérience séculaire de la douleur lui a donné le sentiment aigu, maladif de la moindre sensation douloureuse, physique ou morale. Le juif exagère tout. Son souci éternel d'une justice qui doit enfin lui être rendue, lui montre, à la fin, partout, une flagrante et intolérable iniquité. Le juif est un résigné qui, dépassant les bornes de la patience, devient, à la fin, impudemment grincheux.

Pour le juif qui, jamais, n'eut de nationalité, qui fut à jamais le peuple errant sur la vaste terre, il semble que le fait d'avoir enfin une patrie, le grise, l'affole. On a tellement crié aux oreilles du juif qu'il est chien, fils de chien, qu'il a pu douter, à de certaines heures, de son origine humaine. Aussi, l'on ne peut exprimer la nuance de fierté naïve, de triomphe béat, avec laquelle certains juifs prononcent cette simple phrase : « Après tout, nous sommes français ! »

On a tellement crié, autour d'eux, qu'ils étaient les pires voleurs, les plus dangereux bandits de la création qu'ils vont, maintenant, répétant à tout propos, de façon souvent importune : « Nous sommes des gens intègres » en se frappant fortement la poitrine, à la place où bat un cœur généreux et fier.

On les a traités de faibles, de lâches. Voyez comme on

s'est indignement trompé! Les juifs fondent des sociétés de tir, de gymnastique, de marche. Quelques-uns s'engagent dans l'infanterie de marine, partent pour la guerre de Chine. Certains juifs sont de véritables fiers-à-bras, ayant une conscience énorme de leurs biceps.

Je connais un jeune juif de vingt-cinq ans, petit employé de commerce, qui offre le type le plus parfait du juif hâbleur et féroce ; et il n'est pas le seul, à Alger. Pourvu d'un brevet de moniteur de gymnastique, doué d'une force moyenne très nerveux, irritable au plus haut point, il a la manie du duel. Il ne parle que de « casser la figure à un tel, à un tel », pour un oui, pour un non. Il a eu, à l'entendre, plus de vingt duels ; et sa verve, à ce sujet, est intarissable.

La manie de la persécution, la manie des grandeurs, telles sont les formes psychiques morbides qui atteignent le plus grand nombre de juifs aliénés. Souvent ces deux formes de délire sont associées chez le même malade.

Le nommé X... David, âgé de trente ans, célibataire, exerce la paisible profession de clerc d'avocat. Il s'adonne à la boisson. A un moment donné, brusquement, il présente du délire caractérisé par des idées ambitieuses. « Il gagne beaucoup d'argent, il a l'appui du Très-Haut, les anges viennent faire son lit. Il est très fort à l'escrime, à la boxe, au chausson, à la canne ; il ne craint personne. »

Mais beaucoup de juifs n'ont pas besoin d'être atteints de délire caractérisé pour avoir de telles idées ; à l'état normal, si l'on peut dire, ils sont en perpétuel bouillonnement. Un état nerveux spécial, caractérisé par une irritabilité extrême, est leur lot, environne leur existence d'une atmosphère d'insanité.

Le jeune juif dont j'ai parlé tout à l'heure accomplit un merveilleux tour de force. Etant au régiment, il frappe un officier, et, pour échapper à un châtiment terrible, il a la force de simuler, d'une façon parfaite, pendant soixante-dix jours, les symptômes d'un délire furieux. Pendant tout ce temps, il ne faiblit pas une minute et finit par dérouter complètement le diagnostic de médecins militaires méfiants et sceptiques.

Le juif est essentiellement l'être qui n'est jamais bien où il se trouve, prêt à quitter, à la moindre occasion, le lieu où les circonstances l'ont momentanément fixé, pour errer à l'aventure, autre part, loin, il ne sait où.

Un juif originaire de Syrie vint, un jour, échouer à l'hôpital de Mustapha. Il avait traversé l'Europe et une partie de l'Afrique, subissant la faim, les intempéries, les fatigues de toute sorte, tour à tour colporteur, écrivain public, homme de peine, mendiant, apprenant en marchant la langue des pays qu'il traversait. C'était l'idéal du vagabond, coureur de mondes. Il n'était bien nulle part. Sans feu, sans lieu, il s'esquiva un beau jour de l'hôpital, où il avait au moins le vivre et le couvert, pour errer sans but dans la ville. Puis il disparut. Ce juif présentait les symptômes d'une neurasthénie profonde, dont le caractère frappant était ce besoin incessant de migration.

Or, beaucoup de juifs d'Alger sont des vagabonds impulsifs; on en trouve dans la classe riche, comme chez les pauvres. Cela est d'autant plus curieux à noter que les juifs d'Alger sont, d'ordinaire, fort casaniers, ne quittent pour ainsi dire pas leur rue, leur quartier, sortent rarement de la ville.

Ce besoin de migration est une des modalités de la neurasthénie, si fréquente chez les juifs.

Durant un séjour à Paris, j'eus l'occasion de rencontrer un certain nombre de juifs que j'avais connus à Alger. Au Marché du Temple, brocanteurs, marchands d'habits, ils coudoyaient leurs coreligionnaires venus d'Allemagne.

Attirés par la grande Ville, ils avaient facilement abandonné leur ville natale, leur famille, pour venir à Paris chercher fortune.

Comme toute race restée dans l'enfance, le mystérieux attire la race juive. Aussi est-elle essentiellement superstitieuse. L'Afrique est une des terres classiques de la magie, et les juifs jouent leur rôle dans la sorcellerie locale. Beaucoup de vieilles juives sont encore fort réputées comme envoûteuses, jeteuses de sort, inventeuses de philtres, et il n'y a pas que des juifs, du reste, qui aient recours à leurs incantations.

Les juives du peuple font encore des sacrifices de poules aux génies de la mer, et nous vîmes, une nuit, des gris-gris soudanais exorciser un jeune juif atteint d'idiotie. Le père l'avait conduit à ces nègres, bien convaincu que l'enfant guérirait à la suite de leurs pratiques magiques.

L'âme juive est fortement portée vers le merveilleux ; une foule de légendes, souvent communes aux arabes et aux juifs, entretiennent, maintenant encore, de profondes croyances populaires aux génies, aux apparitions, aux miracles.

Mais le peuple n'a pas seul le privilège des fables. On connaît le goût que professèrent un grand nombre de rabbins pour les sciences occultes ; ils pénétrèrent souvent, à les en croire, dans ce qu'ils appellent, en leur langage obscur et mythique, le Jardin de la Science.

Aussi la doctrine moderne du spiritisme a trouvé, chez les juifs de la classe aisée, des adeptes nombreux et convaincus.

« J'ai remarqué, dit Maudsley, que quand un homme a beaucoup travaillé pour arriver de la pauvreté à la richesse, et pour établir solidement sa famille, il en résulte chez les descendants une dégénérescence physique et mentale.....

L'extrême passion pour la richesse, absorbant toutes les forces de la vie, prédispose à une décadence morale ou à une décadence intellectuelle et morale tout à la fois.»

Dans la conception juive, très ancienne et toujours vivace, de l'existence, l'homme vit quatre jours sur la terre pour retourner ensuite au néant. L'essentiel est de jouir le plus possible de la vie et par conséquent de devenir riche, afin de jouir le plus possible. Il est incontestable que beaucoup de juifs déploient pour arriver à la richesse, une activité formidable. Il est de tradition, chez les juifs, de chercher à faire fortune, et l'âpreté au gain est un caractère banal, commun à la majorité des individus de la race juive, riches ou pauvres.

Le grand nombre d'aliénés frappés de délire des grandeurs et des richesses montre avec quelle force l'âme juive est remuée par ces sentiments, qui ont le pas sur bien d'autres : l'orgueil et l'amour des richesses. L'argent, voilà le pivot éternel de toute conversation entre juifs, riches ou pauvres. Deux brocanteurs parleront de centimes, ou de francs ; deux banquiers parleront de billets de mille ; il n'y a qu'une différence de degré.

Je connaissais un pauvre camelot juif qui ne concevait pas une fortune dépassant cent mille francs. Il me disait que Rothschild devait avoir au moins cent mille francs. Quelle fascination exerçait sur son esprit cette fortune de cent mille francs ! Cela est impossible à décrire.

Mais ces divers états mentaux, propres aux dégénérés, et que je me suis efforcé de mettre en relief dans les observations précédentes, ne sont pas à proprement parler des états délirants ; ils sont plutôt une manière d'être de ces dégénérés.

Quant aux délirants proprement dits, avec leur état mental spécial, ils vont délirer d'une façon spéciale.

Le principal caractère des délires de l'héréditaire est de survenir d'emblée, sans préparation aucune : tout à coup, le dégénéré devient ambitieux ou persécuté.

Le second grand caractère des délires chez les dégénérés est la rapidité avec laquelle ces délires changent de forme ou s'évanouissent.

Or, ces deux caractères se rencontrent, avec une netteté frappante, chez la plupart des aliénés juifs A cet égard, les quelques observations qui suivent sont intéressantes. Elles ont trait à trois membres d'une famille juive typique au point de vue de la dégénérescence.

Le père, qui a réalisé dans le commerce une immense fortune, est resté paralytique à la suite d'une hémorrhagie cérébrale; il a un frère aliéné, interné à l'asile d'Aix.

La mère est une originale de premier ordre.

Le fils aîné, âgé d'une trentaine d'années actuellement, est un détraqué. Il a, au plus haut point, la manie du vagabondage, doublée de la manie du théâtre. Marié, il a abandonné sa femme au bout de trois mois de mariage. Pendant deux ans, il a parcouru toute la Provence et tout le Languedoc, faisant divers métiers pour vivre, successivement portefaix à Marseille, garçon de cave à Toulouse. Sa manie des planches le fait engager dans une misérable troupe errante de province, où il joue les petits rôles infimes de domestique. Finit par échouer à Paris, où il trouve le moyen de faire le camelot.

Ce malade a eu, brusquement, à diverses époques, des accès de manie aiguë, avec hallucinations. Ces accès duraient fort peu de temps et disparaissaient brusquement, comme ils étaient venus. Depuis deux ans, il paraît guéri complètement et semble même avoir abandonné ses goûts de vagabondage; il vit maritalement avec une femme, non juive, qu'il adore.

Sa sœur, âgée de 31 ans, a présenté de la débilité mentale dès son plus jeune âge. Elle a eu plusieurs crises d'excitation maniaque : à une torpeur très grande succède une excitation violente Elle a eu un dernier accès en 1895, qui a duré trois mois. Depuis, est complètement guérie.

Une autre sœur, M..., âgée actuellement de 26 ans, présente du délire de persécution, avec crises d'excitation maniaque et tendance au suicide.

Elle n'est malade que depuis quatre ans ; elle a eu quatre accès, ne durant pas plus de trois semaines à trois mois. Le premier accès est survenu brusquement à la suite d'une cause futile.

En dehors de ces accès, la malade ne présente rien d'anormal, dans sa tenue, ni dans sa conduite. Elle est fort bien élevée, très délicate, aimée de tous ceux qui ont, avec elle, quelque relation.

A l'occasion des troubles antijuifs, M... se remet brusquement à délirer, et c'est à l'occasion de ce cinquième accès qu'elle est mise en observation mentale à l'hôpital de Mustapha.

La malade a des idées de persécution. Elle se dit antijuive. Elle est, dit-elle, « la maîtresse de Max Régis ; elle l'aime à la folie et déteste, au contraire, le préfet d'Alger », qu'elle traite avec peu d égards, comme tous ceux, du reste, que, dans son délire, elle dit être favorables aux juifs.

Au bout d'un temps très court, la malade est reprise par sa famille et n'est plus suivie. J'ai appris, depuis, qu'elle était complètement guérie. Nulle trace de sa folie antérieure ; depuis quatre ans, elle n'a présenté aucun phénomène délirant.

Souvent, l'accès de manie éclate au cours d'une de ces fréquentes querelles de famille qui, pour la cause la plus futile, emplissent une maison juive de hurlements et d'horrible vacarme.

Telle jeune femme qui a eû de nombreux accès de délire furieux, guérie depuis trois ans, recommence à délirer brusquement, à la suite d'une violente discussion à laquelle ont pris part sa mère, sa belle-mère, son mari.

X... Sultana, âgée de 23 ans, célibataire, domestique, est malade depuis trois ans. A présenté du délire érotique à la suite de fiançailles rompues. Elle prétend avoir un enfant, le sent remuer dans son sein. Guérie au bout d'un temps très court, elle présente, un an après le premier accès, un deuxième accès Cette fois, elle est atteinte de lypémanie.

Rica X..., 42 ans, brodeuse. Premier séjour à l'hôpital en juin 1892: Lypémanie.

Deuxième séjour en 1896 : Lypémanie calme.

Troisième séjour en 1899 : La malade présente cette fois, du délire de persécution. Agitation, inquiétude extrêmes.

Différentes formes de monomanies, un délire polymorphe, se développant d'emblée, sans aucune tendance à l'évolution systématique, sont aussi l'apanage des héréditaires. Or, l'on trouve fort peu, chez les aliénés juifs, de délire chronique, affection à marche lente, caractérisée par une évolution dont la marche est successivement croissante, aboutissant fatalement à la démence. Je ne note, sur le nombre total des aliénés juifs observés à l'hôpital de Mustapha que trois cas de délire chronique systématisé, chez deux hommes et une femme; et seulement sept cas de démence, chez cinq hommes et deux femmes.

Les cas de délire polymorphe, où sont associées la plupart du temps des idées de persécution et des idées ambitieuses, sont, au contraire, très fréquents. Quelquefois, les idées de suicide se mêlent, dans les manifestations délirantes des malades, aux idées de persécution ; mais ces cas sont relativement rares : dans cinq cas, seulement, des malades ont manifesté des idées de suicide.

A ce propos, il est un fait extrêmement curieux à noter : c'est la rareté du suicide chez les juifs d'Algérie. Alors que, dans les pays d'Europe, le suicide est considéré, à juste titre, comme une manifestation fréquente de dégénérescence héréditaire, les juifs d'Algérie, qui, pourtant sont nettement entachés de tares psychiques héréditaires, ne présentent que de très rares cas de suicide. Sans chercher à analyser toutes les causes pouvant expliquer ce fait curieux, nous en trouvons une raison plausible dans la répugnance qu'éprouvent en général les peuples d'Orient pour le suicide. La religion, sur ce point encore, a façonné les sentiments : Dieu étant le maître de la vie et de la mort, il est criminel, sacrilège, d'aller à l'encontre de sa toute-puissance en se donnant volontairement la mort. Une obéissance séculaire à la religion a préservé, je le crois, jusqu'ici, les juifs du terrible fléau qu'est le suicide, et leurs aptitudes héréditaires ont trouvé, dans d'autres formes de psychoses, matière à se manifester.

On rencontre enfin de nombreux cas de débilité mentale congénitale chez les aliénés juifs. Quelques cas de manie puerpérale, de démence sénile, de manie aiguë liée à des accidents épileptiques et hystériques confirment cette notion que les juifs réagissent d'une façon spéciale à l'égard des maladies mentales, à la façon d'héréditaires dégénérés.

Ainsi, les juifs se font, de l'aliénation mentale, une idée, fort différente de la nôtre.

Une conception commune aux peuples de l'antiquité était que la pensée est soumise à une puissance supérieure, en dehors de l'homme, qui la gouverne et la guide. Socrate lui-même croyait à son démon familier et, pour Platon, l'enthousiasme du poète n'est autre chose qu'une inspiration étrangère et divine. De même, la folie, manifestation tumultueuse et déréglée des idées, des passions, était conçue comme produite par l'intervention de la Divinité. L'aliéné, pour les anciens, était un possédé.

Cette idée a disparu, chez nous, avec le dernier bûcher. Mais elle subsiste, vivace encore et presque intacte, dans l'esprit des races sémitiques. Cependant, pour elles, nourries de bonne heure de l'idée de la toute puissance d'un Dieu unique, ce n'est plus un démon, un malin génie, qui s'empare de l'aliéné ; c'est Dieu lui-même qui anime le fou, le fait agir, parle par sa bouche.

Cette croyance se traduit, dans la langue, d'une façon frappante. La même racine hébraïque signifie, en effet, indifféremment : être prophète ; faire le prophète ; agir en prophète ; être fou. Au même titre que le prophète, homme sacré, le fou est l'être possédé par l'esprit de Dieu. Un prophète, un enthousiaste, un inspiré, un maniaque, ces différents modes d'un état d'esprit au fond, le même, se confondent dans la pensée des sémites [1].

Avec notre ancienne conception de l'aliénation mentale, nous brûlions les fous ; aujourd'hui, nous les enfermons. Le fait d'avoir un membre de sa famille aliéné est, pour nous, une honte qu'on cache avec le plus grand soin.

Pour les juifs, au contraire, comme pour les musulmans, du reste, le fou est, avant tout, un être respectable et sacré. Dieu l'ayant touché du doigt, son sort est presque enviable. Il circule librement dans les rues de la ville, nullement

[1] La plupart des prophètes qui guidèrent Israël, sont, avant tout, avant d'être des philosophes, des sages, des rationalistes à la manière des Grecs, des poètes, des voyants, des patriotes et des aliénés. Osée est un érotomane (Ch. I et Ch, III), Ezechiel, un coprophage (Ch. IV). Tous deux parlent comme de vrais fous. Et ils agissent comme ils parlent ; l'un couchant avec la fille de Djebelaïm, l'autre assiégeant une brique qu'il prend pour Jérusalem.

inquiété, objet, au contraire, de la vénération de tous. Ainsi il se présente souvent ce fait curieux que de pauvres diables simulent la folie, et s'assurent, par là, une existence heureuse, à l'abri du besoin et de tout mal. Il semble que pour les peuples sémitiques, profondément pénétrés de cette idée que l'homme est une chose inerte dans la main de Dieu, le sentiment de la personnalité soit devenu négligeable et accessoire.

La conséquence d'un tel dogme est que les juifs se font de l'aliénation mentale une idée toute particulière, fort peu effrayante. Ainsi, la présence d'un aliéné au sein de la famille ne trouble en rien le cours normal de l'existence ; une crise de manie aiguë paraît un événement presque banal, comme attendu ; on n'y attache qu'une importance modique.

L'aliéné est souvent le maître, dans la maison ; on l'écoute, on lui obéit, on craint ses injures et sa colère ; c'est alors, dans la maison, comme une folie familiale.

Les sentiments affectifs, développés souvent chez les juifs d'une façon extrême, leur dictent aussi une conduite particulière à l'égard de leurs aliénés. Ceux-ci vivent au milieu de leur famille, participent le plus possible à la vie commune. Ils prennent part aux fêtes religieuses, aux jeûnes ; à l'époque solennelle de la Pâque, on ne leur fait manger, comme à tout le monde, que du pain sans levain.

Souvent, entre deux accès, l'aliéné se marie ; il a des enfants. Les juifs sont persuadés, dans ces cas, que le mariage guérira complètement l'aliéné[1]. Quand il reste célibataire, par une touchante mais bizarre compréhension des devoirs familiaux, on veille scrupuleusement à ce qu'il puisse satis-

[1] Dans la clientèle, on remarque fréquemment des familles juives où le père et la mère sont cousins-germains, alliant leurs enfants à des cousins, à des oncles et tantes, sans qu'il soit tenu grand compte des tares psychiques.

faire, comme tout le monde, ses appétits génitaux[1]. En somme, l'aliéné, chez les juifs, paraît considéré comme un être fort peu différent de ceux qui l'entourent. Je cite le cas curieux d'aliénés à qui l'on confiait, sans crainte, de fortes sommes d'argent.

Aussi, une famille juive ne se décide-t-elle à se séparer d'un de ses membres aliéné que lorsque des circonstances trop pressantes l'y obligent. La plupart du temps, le malade a causé dans son entourage, dans la rue, un gros scandale qu'on n'a pu cacher et qui a nécessité l'intervention de la police; d'où, internement inévitable de l'aliéné. Ou bien le malade a brisé, dans la maison, dans un accès subit de fureur, tous les meubles, toute la vaisselle, et, comme pour le punir d'avoir été trop turbulent, les parents se décident à l'envoyer à l'hôpital [2]. Mais, souvent, au bout d'un petit nombre de jours, la famille réclame son malade qui, devenu plus docile, rentre à la maison. D'autres fois ce fait curieux se présente : c'est le malade lui-même qui vient à l'hôpital, remplir les formalités nécessaires à son admission; sentant venir sa crise, il vient chercher un peu d'isolement, pour retourner, au bout de quelques jours à ses affaires, le plus naturellement du monde, comme si rien d'anormal ne s'était passé.

[1] Dans un cas de ce genre, c'est une sœur cadette du malade qui s'occupait de cette charge délicate, avec la candeur réellement biblique qu'ont souvent, en ces circonstances, certaines jeunes filles juives du meilleur monde.

Les juifs, comme tous les peuples de l'Orient, sont fort voluptueux. Beaucoup abusent des plaisirs sexuels. Je cite le cas d'un mari qui, régulièrement, tous les mois, venait chercher sa femme, internée dans un asile privé, pour « pouvoir coucher avec elle », tout simplement, comme il le disait lui-même.

[2] Une jeune fille, d'une bonne famille juive, dont un frère occupe une place honorable dans une profession libérale, fut internée dans un asile privé, surtout parce que, dans son délire, elle prétendait vouloir se convertir au christianisme, et causait ainsi du scandale dans son entourage.

DEUXIÈME PARTIE

CHAPITRE PREMIER

L'Alcoolisme chez les Juifs d'Algérie

Les peuples d'Orient, dit-on, sont peu adonnés à l'alcool, et leur sobriété bien connue les éloigne des excès de toute sorte. On oublie qu'il a fallu de rigoureuses prescriptions religieuses, secondées par un fanatisme à toute épreuve, pour faire perdre aux Arabes leur goût immodéré pour les boissons fermentées. Les Turcs, tout bons musulmans qu'ils sont, ne se firent jamais faute de boire, et de bien boire : chez eux, l'araki est fortement en honneur. Chez les juifs, l'usage de boissons alcoolisées était, anciennement, assez répandu pour qu'il fût un vœu énorme de ne boire strictement que de l'eau. La loi, chez les juifs, stigmatise durement l'ivresse, alors qu'un passage des Livres saints glorifie le bon vin, qui réjouit le cœur de l'homme.

Il serait difficile de déterminer si notre civilisation, en pénétrant en Algérie, a généralisé chez les juifs des habitudes d'alcoolisme. Il est certain toutefois que les juifs d'Algérie étaient depuis fort longtemps distillateurs ; leurs liqueurs, fortes ou douces, étaient faites d'alcool de dattes et de figues. Il était interdit aux juifs, sous les peines les plus sévères, de vendre aux musulmans du vin ou de l'eau-de-vie. Plus d'une fois ce fut une cause de persécution contre les juifs, qu'on accusait de pousser par là les croyants à transgresser la loi du Prophète. On trouve souvent, dans les livres des rabbins du temps, que l'administration juive elle-même défendait, sous les peines religieuses les plus sévères, de vendre aux musulmans des vins ou des spiritueux.

Au Maroc, où l'alcoolisme est fort répandu, ce sont surtout les juifs qui font le vin ou distillent l'alcool et le répandent dans la population musulmane.

Il est, en tous cas, une remarque fort curieuse à noter. Maintenant encore, où pourtant les débits de boissons sont inondés par les innombrables spécialités de l'industrie alcooligène moderne, la boisson favorite des juifs est un alcool de figues, aromatisé avec certaines plantes, l'anis en particulier. Cette boisson est dénommée mahia, littéralement : eau-de-vie. Or, elle est due à l'industrie locale ; il existe des distilleries juives où l'on fabrique uniquement la mahia.

Les juifs font de la mahia une consommation considérable. Ils boivent aussi une anisette fabriquée en Algérie par les Européens, notamment les Espagnols, et fort analogue, comme composition, à la mahia juive. Il existe à Alger, dans les quartiers juifs, de nombreux cafés tenus par des juifs et exclusivement fréquentés par les juifs.

Dans certains milieux, et même chez les juifs de la classe riche, il est d'usage, à l'occasion de réunions de familles, pour un mariage par exemple, d'installer à demeure, au coin du salon de réception, un petit fût de mahia. Les invités vont eux-mêmes y puiser, à leur guise. La mahia est bue généralement à la mode espagnole : on avale une gorgée d'anisette pure, puis une gorgée d'eau.

« A Demnate (Maroc), où les mœurs sont très dissolues,

certaines maisons juives, nues, sans nattes, presque sans meubles, posséderaient, dans une chambre, trois jarres contenant, l'une du vin ordinaire, l'autre du vin cuit, la troisième de l'anisette ; les visiteurs, le personnel de la maison, les enfants même y puiseraient à l'envi toute la journée ». (Dr Raynaud).

Au Maroc, quand on veut sevrer un enfant juif, on commence par lui faire boire de la mahia, « pour lui faire perdre le goût du lait », dit-on.

On le voit, les juifs ont des habitudes d'alcoolisme très anciennes et très vivaces. Il semble que l'exubérance des gestes et de la voix, qui caractérise d'une façon si nette les juifs, soit due, au moins pour une part, à une intoxication alcoolique latente, héréditaire. Les Arabes, qui sont aussi des sémites, sont autrement calmes que les juifs ; c'est qu'en général, ils ne boivent que de l'eau, au moins dans les campagnes, car, chez les arabes des villes, intoxiqués par l'absinthe ou le kif, on trouve beaucoup d'excités, d'exaltés.

A l'époque où je fréquentais, à l'hôpital civil de Mustapha, le service de la Clinique médicale que dirige mon Maître, M. le professeur Cochez, j'eus l'occasion d'observer, presque coup sur coup, deux cas de pseudo-tabes alcoolique, chez deux juifs.

Le premier, X... Saül, âgé de 28 ans, exerçait la profession de colporteur. Dès son plus jeune âge, il avait vagabondé un peu par toute l'Europe. Vers l'âge de 25 ans, il s'était fixé un temps à Bruxelles ; là, il s'était livré à la boisson. Il faisait de bonnes affaires, paraît-il, et buvait le plus clair de ses bénéfices. Il était arrivé à boire, disait-il, jusqu'à trente petits verres de genièvre par jour. Il buvait aussi du cognac et du champagne, de temps à autre, et fumait d'une façon immodérée. Sa mère était irascible ; une de ses sœurs, plus âgée que lui, était très nerveuse. X... Saül n'avait jamais eu la syphilis. Il présentait des symptômes très nets de tabes.

L'autre juif atteint également de tabes éthylique, X... Elie, âgé de 42 ans, représentant de commerce, ne buvait que de la mahia, une vingtaine de verres par jour Il présentait, outre des phénomènes fort nets d'ataxie, un double mal perforant plantaire.

J'ai eu l'occasion, toujours à la clinique médicale, d'observer le nommé X... Moïse, âgé de 54 ans. Marié, excellent père de famille, à la tête d'un commerce prospère, il s'était mis à boire sur le tard. Ses affaires furent négligées et périclitèrent au point que X... Moïse fut complètement ruiné. Ses sentiments affectifs étaient fort émoussés, il présentait du délire de satisfaction ; en un mot, un début net de paralysie générale. Pas de syphilis acquise. Moïse ne buvait que de la mahia.

B... Judas, colporteur, âgé de 36 ans. Traité à la salle Trousseau pour diabète pancréatique. S'adonnait à la boisson. Son père, alcoolique, était mort subitement.

X... Salomon, commerçant, âgé de 21 ans. Entre à la salle Trousseau avec le diagnostic de paludisme. Il est hystérique et est atteint, au moindre mouvement, de tremblements convulsifs de tous les membres. Depuis l'âge de quinze ans, fait une forte consommation de mahia. Son père est alcoolique, et a des crises de delirium tremens.

Sur un total de 110 malades juifs, traités à la salle Trousseau, du 1er janvier 1891 au 20 juin 1902, je ne relève pas moins de 16 cas où l'alcool doit être incriminé, comme cause directe de la maladie, ou se retrouve dans les antécédents du malade.

Cirrhose atrophique alcoolique.............	4
Polynévrites de nature alcoolique...........	3
Pseudo-tabes alcoolique....................	2
Pseudo paralysie générale alcoolique........	1
Malades ayant des antécédents alcooliques nets (diabète, tuberculose pulmonaire, pneumothorax, hystérie, mal perforant, dothiénentérie.............................	6

Les femmes juives ne sont pas à l'abri de l'alcoolisme; elles boivent, comme les hommes, de la mahia surtout. Je note deux cas de cirrhose alcoolique sur un total de 69 malades juives traitées à la salle Andral.

Mais c'est l'examen des cas d'aliénation mentale observés à l'hôpital qui fournit de curieux renseignements sur la part que l'alcool doit revendiquer dans la genèse ou l'éclosion des psychoses chez les juifs. En effet, sur le total général de 181 malades juifs mis en observation mentale à l'hôpital civil de Mustapha, je relève 32 cas dans lesquels l'alcool joue un rôle, soit direct, soit indirect, mais net cependant, ce qui fait une proportion de 17,6 pour 100 cas.

1 X... Messaoud, 40 ans, célibataire, imprimeur. Délire alcoolique. Deux séjours à l'hôpital en janvier 1873 et mars 1876.

2. X... Gabriel, 26 ans, célibataire, garçon boucher. Manie aiguë alcoolique. Plusieurs séjours à l'hôpital.

3. X... Joseph, 26 ans, célibataire, brocanteur. Delirium tremens. Son frère, atteint de démence.

4. X... Marguerite, 40 ans, mariée, sans profession. Alcoolisme chronique.

5. X... Chaloum, 48 ans, célibataire, marchand de sel. Délire alcoolique. Séjour à l'asile d'Aix, en 1878. Nombreux séjours à l'hôpital de Mustapha, en 1880-82-84-86.

6. X... Ichoua, 30 ans, célibataire, sans profession. Manie agitée. Antécédents alcooliques.

7. X... Moïse, 30 ans, célibataire, employé de commerce. Délire furieux d'origine alcoolique.

8. X... Félicité, 48 ans, mariée, ménagère. Manie d'origine alcoolique.

9. X... Louna, 53 ans, sans profession. Antécédents alcooliques avérés. Manie. Délire des grandeurs. Idées de persécution. La même malade, à l'âge de 77 ans, fait un nouveau séjour à l'hôpital. Délire polymorphe avec prédominance d'idées érotiques.

10. X... Abraham, 18 ans, célibataire, employé de commerce. Manie agitée. Tremblements choréiformes. Excès de coït. Alcoolisme avéré.

11. X... Samuel, 50 ans, agent d'affaires. Délire de grandeurs. Loquacité extrême. Antécédents alcooliques.

12. X... Moïse, 40 ans, marchand de bouteilles. Délire alcoolique.

13. X... Samuel, 30 ans, célibataire, marchand de fruits. Démence. Antécédents alcooliques.

14. X... Joseph, 37 ans, célibataire, garçon de café. Manie. Impulsions. Excès alcooliques.

15. X... David, 35 ans, marié, cocher. Manie aiguë agitée. Alcoolisme très net.

16. X... Jonas, 23 ans, célibataire. Lypémanie. Première entrée à l'hôpital en septembre 1890. Deuxième entrée en avril 1896. Jonas, alors âgé de 29 ans, est marié et a un enfant. Dégénérescence héréditaire aggravée par des excès alcooliques.

17. X... Emile, 26 ans, marié, propriétaire. Délire des grandeurs. Alcoolisme.

18. X... Moïse, 30 ans, célibataire, portefaix. Délire alcoolique.

19. X... Elie, 34 ans, mercier. Délire de persécution. Antécédents alcooliques.

20. X... Joseph, 32 ans, célibataire, comptable. Manie. Délire impulsif. Alcoolisme avéré.

21. X... Jacob, 35 ans, marié, boucher. Hérédité suspecte. Délire continu avec crises d'excitation. Antécédents alcooliques nets.

22. X... Aaron, 32 ans, célibataire, sans profession. Hérédité suspecte. Crises épileptiformes. Alcoolisme.

23. X... Léon, 20 ans, cordonnier. Délire de persécution. Alcoolisme. Son père est interné à l'asile d'Aix.

24. X... David, 30 ans, célibataire, clerc d'avocat. Idées ambitieuses. Idées de persécution. Excès alcooliques.

25. X... Samuel, 42 ans, célibataire, peintre. Besoin incessant de migration. Saturnisme. Alcoolisme.

26. X... Emile, 44 ans, mercier. Délire de persécution. Alcoolisme.

27. X... Fortuné, dit Prosper, 21 ans, célibataire, marchand de poissons. Débilité mentale congénitale, aggravée

par l'abus de l'alcool et du kif. Le malade boit exclusivement de la mahia.

28. X... Esther, 40 ans, mariée, sans profession. Délire de persécution. Alcoolisme.

29. X... Messaouda, 24 ans, mariée, ménagère. Délire incohérent. Alcoolisme. Sa grand'mère maternelle est aliénée.

30. X... Abraham, 22 ans, célibataire, employé de commerce. Délire chronique. Alcoolisme.

31. X... Abraham, 30 ans, célibataire, commerçant. Délire furieux. Hallucinations de la vue. Alcoolisme.

32. X... Joseph, 48 ans, célibataire, agent d'affaires. Début de paralysie générale de nature alcoolique.

Si l'on admet que l'alcoolisme avec ses différentes manifestations du côté du système nerveux, est un apanage des héréditaires dégénérés, par ce fait que leur tempérament nerveux les rend plus sensibles à l'action du poison, l'alcool devient un véritable réactif du tempérament nerveux.

A ce titre, une fois de plus, les juifs se présentent comme des dégénérés. « N'est pas alcoolique qui veut » a dit fort justement Lasègue.

L'alcool, chez les juifs, vient aggraver leur état mental héréditaire, faire éclater des psychoses jusque-là restées silencieuses[1].

[1] Pour le Dr Pilcz, au contraire, qui a étudié les psychoses chez les juifs de Vienne, l'alcoolisme ne joue presque aucun rôle dans l'étiologie des maladies mentales chez les individus de la race juive qu'il a observés. Cette constatation, différente de la nôtre, est curieuse à noter.

CHAPITRE II

Manifestations de la syphilis, de la tuberculose et du neuro-arthritisme chez les Juifs d'Algérie

Les rapports qu'affectent les psychoses avec d'autres maladies relevant aussi d'un état de dégénérescence, telles que la scrofule, le rachitisme, la tuberculose, sont établis depuis longtemps.

« Aliénés, idiots, scrofuleux, rachitiques, a dit Moreau de Tours, en vertu de leur commune origine, de certains caractères physiques et moraux, doivent être considérés comme les enfants d'une même famille, les rameaux divers d'un même tronc ».

Les relations entre les maladies nerveuses d'une part, la syphilis et l'arthritisme de l'autre, sont on ne peut mieux établies aujourd'hui. Les accidents neurasthéniques, en particulier, sont la conséquence d'un état organique spécial, et c'est l'état de déchéance, de dépression des organes qui crée l'état mental spécial des neurasthéniques.

« Quand les hypochondres sont malades, disait déjà Galien, alors le cerveau se prend ». Or, les juifs ont toujours eu d'excellentes occasions d'avoir les hypochondres malades, partant, le cerveau pris. C'est ici que l'on peut se rendre compte, d'une façon saisissante, combien les phénomènes psychiques sont sous la dépendance étroite des phénomènes somatiques.

Dans tout le cours de leur histoire, les juifs furent mis dans des conditions telles que leurs souffrances physiques avaient un retentissement certain sur leur moral, et contribuaient à créer et à entretenir un état mental déjà fortement ébranlé par les soucis et les angoisses.

Subissant, partout où ils se trouvaient, d'une façon périodique et fatale, les effets d'une haine infatigable, arrachés violemment à une existence qu'ils avaient souvent réussi, malgré des vexations sans nombre, à rendre heureuse, les riches, du jour au lendemain, dépouillés de tout bien, sont contraints à errer misérablement, sans pain, sans gîte.

Pour les pauvres, ils sont malheureux partout. Le peuple juif a toujours présenté ce caractère fort net de n'être composé que de deux classes : les riches et les pauvres. Dès la plus haute antiquité, cette division a existé ; elle subsiste encore.

Souvent, dans l'ancien judaïsme, on assiste aux luttes entre pharisiens et gens du peuple. Les pharisiens, ce sont les riches, les haut placés, pour qui la religion est un puissant instrument de domination sur la masse. Ce fut toujours une force organisée au sein d'Israël, et, malgré la haine du peuple, les pharisiens jouissaient auprès de lui d'un tel crédit, qu'on ajoutait foi à leurs paroles, même quand elles visaient la personne du prince ou du grand-prêtre.

A cet égard, les juifs de l'Afrique du Nord conservèrent jusqu'à nos jours une situation sociale à laquelle échappèrent bien plus tôt leurs coreligionnaires d'autres pays, les juifs de France, en particulier. En effet, sous la domination musulmane, le chef officiel de la communauté juive, le Mokaddem, entouré de sa petite cour de favoris et d'adulateurs, tyrannise ses coreligionnaires, surtout les pauvres, d'une façon aussi farouche que le pacha ou le bey lui-même. Ainsi les juifs de la classe pauvre ont toujours ressenti, de la façon la plus lourde, la plus odieuse, l'effet de la mauvaise fortune d'Israël.

A notre époque, parmi les juifs d'Algérie, commencent à se constituer quelques familles sur le modèle des familles bourgeoises françaises, vivant dans une modeste aisance. Cela, grâce à l'introduction, en Algérie, du fonctionnarisme, de certaines branches de commerce et d'industrie. Maintenant les juifs de la classe pauvre peuvent s'élever, devenir instituteurs, employés, représentants de commerce, clercs d'huissier, interprètes. Cette classe moyenne sans fortune, qui commence à se former chez les juifs, calquée timidement et gauchement sur la classe moyenne française, n'existait nullement avant l'arrivée des français en Algérie. Aussi, à côté de familles juives vivant dans l'opulence, il existe un plus grand nombre de familles plongées dans la misère la plus profonde.

Placés dans des conditions hygiéniques défectueuses, habitant en grand nombre, dans une étroite promiscuité, les quartiers les moins salubres, ces prolétaires juifs sont bien placés pour être en butte à la syphilis, à la tuberculose, à l'anémie. Vivant au jour le jour de petits métiers infimes, pour beaucoup d'entre eux la sobriété proverbiale des orientaux est au summum : ils sont plus que sobres, ils sont faméliques.

La nourriture de ces pauvres brocanteurs, savetiers, matelassiers, coupeurs de tabac, portefaix, n'est composée que de choses crues et souvent peu nutritives : des oignons crus, des tomates, un peu de poisson salé, des poivrons, des concombres, des melons. Souvent les juifs consomment ces denrées peu fraîches, avariées, car ils les achètent alors à meilleur compte. Un régal pour ces misérables, ce sont des sardines frites, des brochettes de foie, des tripes de bœuf[1].

[1] On emploie couramment à Alger, dans le peuple, les expressions de « poissons juifs », « oursins juifs », etc, pour qualifier les denrées de rebut à l'usage des juifs pauvres.

Peu ou pas de viande. Le nombre des boucheries juives d'Alger est très restreint. Les riches seuls consomment de la viande, et quelle viande !

Il est une ironie touchante ; c'est que, chez les juifs, la religion prescrive tant de jeûnes sacrés. Beaucoup de juifs, accoutumés à jeûner toute leur vie, doivent accepter d'un cœur léger ces multiples pénitences.

Sur 110 malades juifs traités à la salle Trousseau, je ne compte pas moins de 30 cas de tuberculose pulmonaire ; la plupart de ces malades sont des gens très pauvres. D'autres entrent à l'hôpital avec ce diagnostic touchant : misérite, déchéance physiologique, paupérite. Sur 69 femmes juives traitées à la salle Andral, je relève 11 tuberculeuses, 4 anémiques, une chlorotique ; ce sont des ménagères, cigarières, femmes de charge, modistes.

Parmi les 212 petits garçons juifs traités à l'hôpital, de 1896 à 1902, je relève :

Tuberculose osseuse	12
Tuberculose pulmonaire	9
Coxalgie	7
Tuberculose ganglionnaire	5
Mal de Pott	3
Tumeur blanche du genou	3
Méningite tuberculeuse	3
Scrofule, misère	8

Soit un total de 50 cas, près d'un quart, attribuables à la tuberculose ou aux affections paratuberculeuses. Beaucoup de ces enfants présentent également des stigmates de syphilis héréditaire et de parasyphilis. Enfin, les manifestations de l'arthritisme et du nervosisme qui s'y rattache étroitement, sont loin d'être rares chez les juifs d'Algérie. En ne se servant que des chiffres que fournit la pratique hospitalière, on arrive à des constatations qui ont une réelle valeur et qui fortifient cette idée que les juifs payent un lourd tribut à toutes les affections qui relèvent d'un état de dégénérescence bien net.

Ainsi, sur les 110 malades traités à la salle Trousseau, je compte :

Rhumatisme articulaire aigu avec cardiopathies	7
Rhumatisme chronique	1
Diabète sucré	2
Diabète pancréatique	1
Dilatation de l'estomac	4
Neurasthénie	3
Névralgies, vertiges	2
Asthme	1
Spermatorrhée	1
Mal perforant	1
Myopathie	1
Tabes	3
Epilepsie	2
Ramollissement cérébral	1
Manie	1
Hystérie	2
Rétrécissement mitral pur	3

Ce qui fait un total de 36 cas justiciables des grandes diathèses dégénératives, c'est-à-dire l'énorme proportion de 32,7 pour 100 cas.

Sur les 69 malades entrées à la salle Andral, je note :

Rhumatisme articulaire aigu accompagné de cardiopathies..	4
Maladie mitrale	7
Vertiges	1
Paralysie spasmodique	1
Coliques hépatiques	1
Coliques néphrétiques	1
Accidents gravido-cardiaques	1
Anémie	4
Chlorose	1
Rétrécissement mitral pur	1
TOTAL	22

Et comme manifestations hystériques :

Crises hystériques	2
Douleurs hystériques	2
Hystérie et neurasthénie	1
Hystérie et entéroptose	1
Hystérie, rein flottant, zona du plexus cervical	1
Hystérie, avec maladie de Raynaud, maladie de Basedow et vitiligo	1

Les manifestations hystériques entrent dans une notable proportion de 11,6 pour 100 cas ; les manifestations neuro-arthritiques ou parasyphilitiques dans la proportion de 13,4 pour 100.

L'observation d'une de ces malades est particulièrement intéressante, au point de vue de l'association de diverses entités morbides parentes chez le même individu, et chez les individus d'une même famille.

La nommée X..., sans profession, est âgée de 27 ans. Elle est née à terme. A eu la fièvre scarlatine à l'âge de dix ans. A été réglée à treize ans, et, depuis, très irrégulièrement. A été atteinte de la variole à quatorze ans. A 17 ans, la malade a présenté les premiers symptômes de goître exophtalmique.

Elle présente des signes fort nets d'hystérie. Les ovaires sont douloureux à la pression ; il existe de l'insensibilité cornéenne et pharyngienne.

La malade est fort susceptible, irritable ; elle est douée d'un caractère ombrageux, fantasque. Mariée, elle a quitté son mari, parce qu'elle ne peut plus souffrir les juifs, dit-elle.

Outre son goître, la malade est atteinte de vitiligo et de maladie de Raynaud. Enfin, elle est suspecte de tuberculose pulmonaire au début.

L'histoire morbide de sa famille est fort curieuse. Le père est mort tuberculeux à 64 ans ; il était atteint depuis fort longtemps. La mère paraît bien portante ; elle est douée d'un caractère particulièrement irascible. Elle a eu neuf enfants :

1° un garçon, mort à douze mois ;

2° une fille, vivante, âgée actuellement de 35 ans, tuberculeuse, très nerveuse, présentant des crises de nature indéterminée ; probablement hystérique.

3° trois garçons, morts tous trois en bas âge.

4° une fille, vivante, bien portante, âgée actuellement de 31 ans. Mariée, a fait deux fausses couches. A un garçon qui tousse depuis sa naissance.

5° une fille âgée de 30 ans, qui a eu des attaques de rhumatisme articulaire aigu. Comme sa sœur, elle présente des symptômes de maladie de Basedow et de maladie de Raynaud.

6° une fille âgée de 21 ans, atteinte de neurasthénie profonde et d'entérite muco-membraneuse. Son caractère est étrange, fort romanesque ; elle est exaltée, ses sentiments affectifs sont développés de façon aiguë et bizarre. En un mot, c'est le type parfait de la détraquée.

Un cousin germain, âgé de 25 ans, présente des symptômes nets de goître exophtalmique.

Les juifs paraissent prédisposés à toutes ces malformations héréditaires. L'arthritisme, la tuberculose, enfin la syphilis doivent être mis en cause. Elle est très fréquente dans cette race et détermine une morti-natalité et une mortalité infantile considérables. De plus, la syphilis détermine des stigmates nombreux de dégénérescence mentale et somatique. Sur sept cas de rétrécissement mitral pur que mon ami le docteur Dumolard a observés et décrits, à l'occasion de sa thèse inaugurale, cinq ont trait à des israélites :

I. E... Isaac, 16 ans, horloger. Père, 40 ans, très bien portant ; mère, 38 ans, a de temps à autre des étourdissements. A eu 6 enfants et 2 fausses couches.

Rétrécissement mitral pur. Infantilisme. Ectopie testiculaire double. Albuminurie. Palais ogival ; dents mal plantées. Isaac a marché seulement à 4 ans. Végétations adénoïdes opérées à cette époque.

II. A... Léon, cordonnier, 16 ans 1/2. Rétrécissement mitral pur. Déformation du thorax et des doigts.

III. S... Jules, 32 ans. Rétrécissement mitral pur. Epilepsie. Tuberculose au début. Un frère mort à 28 ans, pendant une crise nerveuse (?). Le malade a épousé sa cousine.

IV. O... Joseph, 16 ans, tailleur. Rétrécissement mitral pur. Phénomènes de petit mal. Père mort tuberculeux à 55 ans ; mère, 50 ans, a de fréquentes crises de nerfs. Une sœur, très nerveuse.

V. A... Joséphine, 16 ans. Rétrécissement mitral pur. Hystérie. Tuberculose au début.

Sur les 212 petits garçons juifs traités à l'Hôpital, je note :

Hernie congénitale................	6
Cryptorchidie........................	2
Ectopie testiculaire..................	2
Hypospadias...........................	2
Idiotie................................	1
Manie..................................	1
Athrepsie..............................	1

et d'autre part :

Maladie mitrale.......................	3
Rhumatisme articulaire aigu	2
Lithiase vésicale.....................	1
Chorée.................................	2
Paralysie infantile..................	1

soit un total de 25 cas, attribuables à la syphilis héréditaire ou au neuro-arthritisme.

Les riches eux-mêmes ont souvent une hygiène défectueuse, se nourrissent mal ou d'une façon insuffisante. Si l'on admet enfin que la neurasthénie est le point de départ de toutes les affections du système nerveux; si c'est la neurasthénie qui crée et entretient tout à la fois la grande famille neuro-pathologique, nous placerons, au premier rang, dans la genèse des maladies mentales, chez les individus de la race juive, la neurasthénie avec toutes ses manifestations.

C'est que, durant des siècles, les juifs de toute condition exposés à mourir de faim, ou à mal manger, se sont créé un estomac misérable, et, par la suite, un déplorable système nerveux.

C'est à la faveur d'un terrain organique aussi faible, aussi défectueux, que vont pouvoir se développer une faiblesse, une déchéance psychiques qui caractérisent trop souvent les individus de la race juive.

Ici nous allons considérer un élément important de la question, qui a été négligé à dessein. Ce qui crée, ce qui entretient chez la race juive un tel état de choses, ce qui fait que cette race est vouée à une destruction fatale si elle n'y met bon ordre, s'explique par un caractère bien net des juifs, un vrai caractère de race : je veux parler de l'interdiction traditionnelle, rigoureuse, étroite, des unions en dehors de la race.

CHAPITRE III

Les mariages consanguins chez les Juifs d'Algérie

La religion, la tradition, les mœurs, dictent également ici la conduite des juifs. Une obéissance séculaire à la tradition religieuse a toujours éloigné le juif de l'union avec l'étrangère « aux lèvres de miel ». Le troupeau d'Israël a toujours fortement tenu à se conserver pur de tout mélange. Enfin, les événements historiques auxquels a été mêlée la race juive, n'a fait que creuser l'abîme qui la séparait, sur ce point encore, des races qui l'entouraient.

Or les juifs d'Algérie sont restés fidèles, sur ce point, à la tradition. Une ancienne statistique donne le faible chiffre de 13 unions, comme total des mariages contractés, dans toute l'Algérie, entre juifs et européennes, de l'année 1830 à l'année 1877.

Depuis, les juifs se sont un peu départis de leur isolement farouche, mais bien peu. Une statistique émanant des bureaux du Gouvernement général de l'Algérie, donne, pour tout le département d'Alger, dans une durée de dix années (1891 à 1900), une moyenne annuelle de deux mariages, entre juifs et européennes. Ces unions, du reste, ne semblent pas toujours très stables, car je note une forte proportion de divorces, eu égard au petit nombre de mariages : 3 divorces sur 20 mariages.

Il est à remarquer que les unions entre européens et juives sont un peu plus nombreuses. Déjà l'ancienne statistique donnait un chiffre total de 17 unions entre européens et juives, contre 13 seulement entre juifs et européennes ; la statistique récente de 1901 donne une moyenne de 4 mariages par an entre européens et juives, contre 2 seulement entre juifs et européennes. Cette constatation est encore en faveur de ce fait que les juives s'assimilent bien mieux que es hommes à une existence et à une éducation nouvelles. D'autre part, une européenne éprouve une sorte de répugnance à épouser un homme qui diffère tant des hommes de sa race ; et, de son côté, le juif qui, bien souvent, ne demanderait qu'à contracter une union avec une européenne, ne le fait pas, parce qu'une certaine conscience de son infériorité mondaine le retient. C'est qu'en effet, ces unions entre juifs et européens ne se contractent que dans la classe riche et dans la classe moyenne, et les juifs de la classe pauvre, ce sont les plus nombreux, se marient exclusivement entre juifs[1].

Or, l'ensemble d'une communauté juive, même importante, comme la communauté d'Alger, par exemple, se réduit à un nombre fort restreint de familles, groupées en une sorte de bloc compact.

La population juive d'Alger, en comprenant le faubourg de Mustapha et le petit village de Saint-Eugène, n'arrive pas au chiffre de 12,000 habitants, d'après le dernier recensement de 1901. La plupart des familles habitant Alger y sont fixées depuis fort longtemps, se sont peu mélangées aux familles juives des autres communautés de l'Algérie. Les quelques centaines de familles qui composent actuellement la population juive d'Alger descendent de quelques

[1] Au reste, dans les mariages entre juifs et européennes, et vice-versa, le conjoint étiqueté européen, dans les statistiques, n'est-il pas souvent juif ou juive d'Europe ? Or, les juifs d'Europe s'allient presque aussi exclusivement entre eux. La valeur du croisement de races, dans ce cas, est pour ainsi dire nulle. Les statistiques officielles ne tiennent pas compte de ce détail capital.

familles très anciennes, ayant fait souche nombreuse. En effet, les juifs qui ont adopté les mœurs bourgeoises françaises commencent à être moins terrifiés par les malédictions lancées sur le crime de leur ancêtre Onan; mais il n'en est pas moins vrai que les juifs sont extrêmement prolifiques. Les familles de huit et dix enfants ne se comptent pas, et, au bout de quelques générations les parents et les alliés, dans une même famille, se comptent par centaines. Or, les mœurs juives favorisant les mariages consanguins, un juif épouse souvent, d'une façon presque fatale, sa cousine, sa belle-sœur, même sa tante.

Les juifs vivant dans une intimité étroite, l'histoire de chacune des familles est connue, dans ses moindres détails, par toutes les autres familles de la communauté. Si l'on sait que telle famille est, par hérédité, sujette à la syphilis, à la tuberculose, à l'aliénation mentale, on s'abstient rigoureusement de contracter des unions légitimes avec les membres de cette famille. Il se fait ainsi une sorte de sélection artificielle au profit de certaines familles qui, voulant se conserver purès, ne s'unissent qu'entre elles, d'une façon invariable.

D'autre part, les familles mises à l'index restent un foyer de contagion au sein de la communauté. Les membres de ces familles ne peuvent que bien rarement contracter des unions avec ceux qui les frappent d'ostracisme, et ne peuvent tenter une sorte de régénération de leurs familles, atteintes de tares héréditaires.

Ainsi, les mariages consanguins sont très fréquents chez les juifs, de par leurs mœurs elles-mêmes. De plus, beaucoup de familles juives contractent des mariages consanguins afin de ne pas disperser leur fortune, ou pour ne pas se mésallier. Ainsi, les familles de souche sacerdotale, les familles de cohanim ou de rabbins, par exemple, pour ne pas déroger, s'allient très rarement avec des familles juives qui ne sont pas de leur classe. Or, c'est justement dans ces familles, vouées depuis des générations à une éducation, à un genre de vie bien spéciales, en butte plus que toutes les autres aux persécutions, aux soucis de toute sorte, que l'on rencontre le plus de tares de dégénérescence.

L'extrême difficulté à laquelle on se heurte quand il s'agit d'avoir des renseignements précis au sujet de la consanguinité chez les juifs n'infirme pas cette constatation courante, presque banale, que la consanguinité joue un grand rôle dans l'étiologie des psychoses chez les individus de la race juive. Mieux que par des chiffres, du reste, cette hypothèse est confirmée par une connaissance exacte des mœurs juives.

Ainsi, parmi les 181 malades juifs mis en observation mentale à l'hôpital civil de Mustapha, un grand nombre sont parents, directs ou éloignés, alliés, ou portent le même nom [1].

Sept aliénés, observés à des époques différentes, portent le même nom; trois d'entre eux sont de la même famille (cousins-germains), et sont, d'autre part, apparentés à une famille dont trois membres sont aliénés. Je relève encore six aliénés portant le même nom, et probablement parents plus ou moins éloignés — puis cinq aliénés du même nom — deux groupes de quatre aliénés ayant le même nom de famille — huit groupes de trois aliénés, — vingt groupes de deux aliénés — ce qui fait un total de 88 aliénés chez lesquels la consanguinité semble pouvoir être incriminée, sinon absolument affirmée.

[1] Le fait, pour deux juifs, faisant partie de la même communauté, de porter le même nom, même s'ils ne sont pas parents directs, a cependant une grande valeur au point de vue de la consanguinité. Qu'on n'oublie pas, en effet, que quelques générations à peine séparent les juifs actuels de leurs premiers ancêtres acclimatés en Afrique et que, d'autre part, les communautés juives ont toujours été fort restreintes et rigoureusement fermées, même aux communautés étrangères.

Du reste, cette notion de la consanguinité, facteur important dans la genèse des psychoses chez les individus de la race juive, n'est pas nouvelle : suivant Lunier, la folie serait plus commune chez les juifs que chez les protestants et les catholiques, ce qu'il attribue à la fréquence des mariages consanguins chez les Juifs. Le docteur Luys dit qu'il a été également frappé d'une façon particulière de la part relativement considérable que les israélites des classes riches payent à la folie, et il attribue à la consanguinité une part dans ce résultat[1].

Il me semble que les juifs pauvres, comme les riches, sont soumis aux manifestations mentales morbides. A l'hôpital, où les juifs viennent encore avec répugnance, la plupart des aliénés juifs en observation sont des gens de la classe pauvre. La notion de race prime, ici, la notion sociale de classe, de milieu. C'est ce que j'ai tenté de montrer en esquissant quelques traits de la mentalité juive, qui s'appliquent, avec de faibles nuances de détail, au juif riche comme au juif pauvre.

[1] Il est, à ce propos, un point intéressant à noter : les mêmes unions consanguines ont eu et ont encore lieu dans les villages de la France, particulièrement dans certaines contrées, et cela, à tel point que tous les habitants d'un même village se ressemblent parfois comme frères et sœurs, portent souvent le même nom, et sont certainement cousins très rapprochés. Et pourtant leur état nerveux et psychique reste équilibré ; en tout cas n'a rien de commun avec l'état mental que nous considérons comme particulier aux Juifs.

C'est que ces français-là sont des paysans, et que les juifs sont des citadins, citadins de père en fils, citadins voués presque exclusivement au commerce, à la spéculation, ne rafraîchissant jamais leur sang par son mélange avec le sang rustique du campagnard.

Ces mœurs font tellement partie intégrante de la mentalité juive que je n'ai pas hésité à les considérer comme un véritable caractère de race.

Nos citadins français les plus affinés ont le plus souvent leurs origines à la campagne. Il n'en est pas ainsi des juifs qu'on peut rapprocher, à cet égard, des parisiens de la troisième génération.

CONCLUSIONS

I. Les caractères psychiques propres aux individus de la race juive sont frappants. Les uns proviennent d'un héritage ancestral très ancien ; ils portent la marque profonde de la religion qui a façonné, de bonne heure, le génie de la race juive.

II. D'autres caractères ont été acquis par la race à des époques plus récentes. Ils sont marqués par les événements historiques auxquels a été mêlée la race juive. Ce sont des caractères acquis, mais l'éducation, en les répétant sans cesse à travers les âges, en a fait des caractères psychiques, propres à la race. L'hérédité les a ensuite transmis à travers les générations et ils sont ainsi devenus des caractères de race.

III. Un grand nombre de ces caractères de race paraissent rendre compte d'une prédisposition manifeste des individus de la race juive aux psychoses.

IV. Les psychoses dont sont atteints les juifs d'Algérie semblent appartenir, en majeure partie, à la classe des psychoses dégénératives. En particulier, l'intoxication alcoolique paraît être un facteur étiologique important des psychoses chez les juifs d'Algérie.

V. Les psychoses paraissent plus fréquentes chez les juifs d'Algérie que chez les individus d'autres races, français, espagnols, italiens, acclimatés dans l'Afrique du Nord.

INDEX BIBLIOGRAPHIQUE

DÉJERINE (J.).— L'hérédité dans les maladies du système nerveux. Thèse présentée au concours pour l'agrégation, Paris 1886.

RIBOT (Th.). — L'hérédité psychologique, Paris 1887.

QUATREFAGES (A. de). — L'espèce humaine. Paris 1888.

WEISMANN (A.). — Essais sur l'hérédité et la sélection naturelle. Paris 1892.

LE DANTEC (F.). — Evolution individuelle et hérédité. Paris 1898.

— Lamarckiens et Darwiniens. Paris 1899.

DEBIERRE (Ch.). — L'hérédité normale et pathologique. Paris 1897.

BORDIER (A.). — La géographie médicale. Paris 1884.

LÉTOURNEAU (Ch.). — La psychologie ethnique. Paris 1901.

HALLOPEAU (H.). — Traité de pathologie générale. Paris 1898.

LUYS (J.). — Traité clinique et pratique des maladies mentales. Paris 1881.

MAGNAN. — De la folie héréditaire. Paris 1885.

COTARD (J.). — Etudes sur les maladies cérébrales et mentales. Paris 1891.

PITRES (A.). — Leçons cliniques sur l'hystérie. Paris 1891.

RAYNAUD (L.). — Alcool et alcoolisme au Maroc, in Annales d'hygiène publique et de médecine légale. Paris 1902.

PILCZ. — Sur les psychoses chez les juifs, in Annales médico-psychologiques, 8e série, tom. XV. 1902.

RENAN (E.). — Histoire du peuple d'Israël. Paris 1887-89-91-93.

— La vie de Jésus. Paris 1888.

— Les Apôtres. Paris 1889.

— L'Ecclésiaste. Paris 1890.

FUSTEL DE COULANGES. — La cité Antique. Paris 1870.

FRIEDLANDER. — Les Pharisiens et les gens du peuple. Revue des Etudes juives, tom. XIII. Paris 1886.

BLOCH (Isaac). — Les Israélites d'Oran, de 1792 à 1815. Revue des Etudes Juives, tom. XIII. Paris 1886.

LOEB (Isidore). — Règlement des Juifs de Castille en 1443. Rev. Et. Juives, tom. XIII. Paris 1886.

— Le sac des Juiveries de Valence et de Madrid en 1391. Rev. Et. Juives, tom. XIII. Paris 1886.

— Le nombre des Juifs de Castille et d'Espagne au moyen âge, tom. XIV.

— Notes sur l'histoire des Juifs en Espagne, tom. XIV.

— Le Juif de l'histoire et le Juif de la légende, tom. XX.

— Réflexions sur les Juifs, tom. XXVII.

DERENBOURG (J.). — Quelques observations sur le Rituel, t. XIV.

NOYETO (De). — Contribution à l'histoire des Juifs en Italie, t. XX.

CARDOSO DE BÉTHENCOURT. — Notes sur les familles françaises israélites du rit portugais, tom. XX.

KAYSERLING (M.). — Notes sur l'histoire des Juifs en Espagne, tom. XXVII.

BASCHER (W.). — Les Juifs dans le royaume de Léon, t. XXXVII.

KAYSERLING (M.). — Notes sur l'histoire de l'Inquisition et des judaïsants d'Espagne, tom. XXXVII.

REINACH (S.). — L'Inquisition et les Juifs, tom. XL.

Les particularités anthropologiques de la race juive, in Revue de médecine légale, mai 1902.

CAHEN (M.). — Les Juifs dans l'Afrique du Nord, in Recueil des Notices et Mémoires de la Société Archéologique de la province de Constantine. Paris 1867.

BLOCH. — Inscriptions tumulaires des anciens cimetières israélites d'Alger. Paris 1888.

HADDEY (M. J. M.) — Le livre d'or des Israélites algériens. Alger 1872.

HOUDAS. — Ethnographie de l'Algérie. Paris 1886.

RADIOT (P.). — Les vieux Arabes. L'art et l'âme, Paris 1901.

BORY DE SAINT-VINCENT. — Sur l'anthropologie de l'Afrique française, Paris 1845.

RICOUX (Dr). — Démographie figurée de l'Algérie. Alger 1880.

TROLLIET (F.). — Statistique médicale de la province d'Alger. Lyon 1844.

Gouvernement général de l'Algérie. Statistiques générales de 1901.

Bulletin administratif de la ville d'Alger, années 1891-96 1901.

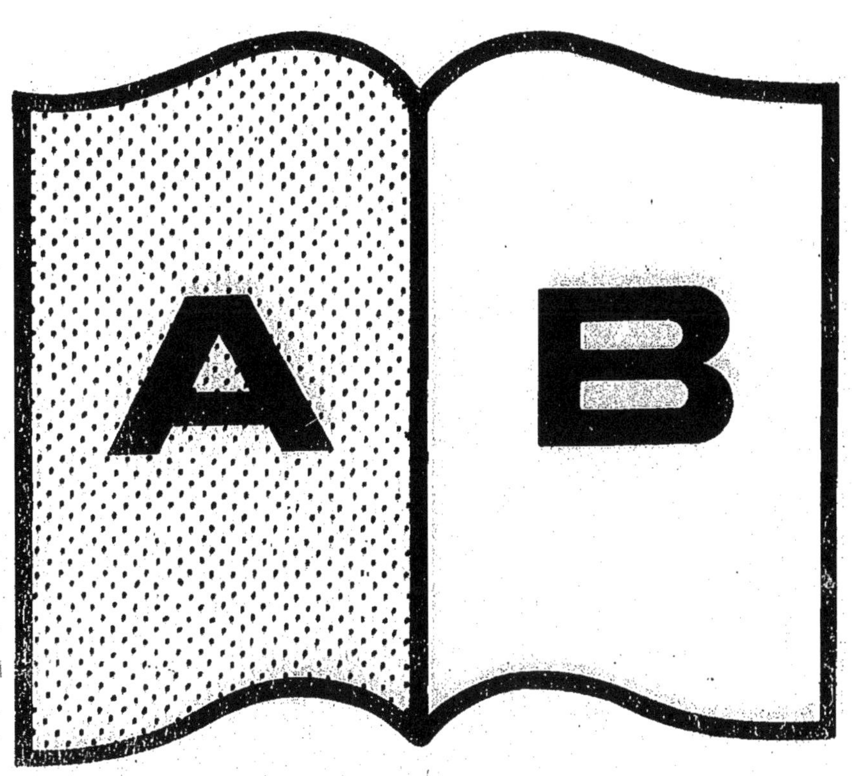

Contraste insuffisant

www.ingramcontent.com/pod-product-compliance
Ingram Content Group UK Ltd.
Pitfield, Milton Keynes, MK11 3LW, UK
UKHW020346250726
13967UKWH00005B/2150

9 782012 940734